SANATATE PERFECTA

Ce trebuie sa faceti ca sa obtineti o sanatate perfecta

de


Profesor Tony Davis


ISBN-13: 978-1717079084





AVERTISMENT:

nici editorul cartii nu isi asuma raspunderea pentru
hotararile pe care le veti lua si pentru actiunile pe
care le veti intreprinde sau pentru consecintele care
decurg din acestea. Asumati-va raspunderea pentru
propria persoana. Ce a scris autorul in aceasta cartea
este doar parerea lui. De asemenea, aceasta carte nu
este recomandata minorilor si contine limbaj licentios.
Va multumim pentru intelegere.


CAPITOLUL UNU-DACA NU AVEM SANATATE, NU AVEM NIMIC


ZICALA MEA:

"Ai sanatate,ai de toate"


Cel mai pretios lucru pe care omenirea l-a avut,il are
si mereu il va avea este sanatatea. Puteti sa aveti
cati bani vreti, cata faima vreti, cata "orice" vreti
dar daca NU aveti sanatate, NU aveti nimic. Cum puteti
sa fiti fericit daca aveti probleme de sanatate care va
deranjeaza zilnic? Pur si simplu nu puteti.


ZICALA LOR:

"Sanatate inainte de toate"


Practic toti oamenii de pe pamant nu sunt multumiti de
felul cum se simt si de felul cum arata. Foarte putini
oameni se bucura de o sanatate perfecta adica sunt
multumiti de felul cum se simt si de felul cum arata.
Sanatatea perfecta nu este ceva care puteti sa
intelegeti ci este ceva care trebuie sa simtiti mai
intai si apoi s-o intelegeti. Sanatatea perfecta este
una din cele mai minunate sentimente care le poate
simti un om sau probabil este cel mai placut sentiment
posibil. Nu conteaza daca sunteti sarac sau bogat,
tanar sau batran, faimos sau "nefaimos", destept sau

prost, frumos sau urat, etc daca vreti sa fiti fericit
pana la infinit, primul ingredient de care aveti nevoie
este:

Sanatate Perfecta!


Sanatate Perfecta = Nici o problema de sanatate


Daca vreti sa aveti o sanatate perfecta si sa va
bucurati de ea adica daca vreti sa va rezolvati toate
problemele de sanatate, aveti 2 optiuni:

1-Consultati un doctor naturist

2-Va vindecati dvs singuri (nu recomand asa ceva)


OPTIUNEA NR.1:Consultati un doctor naturist ca de
exemplu:

a)Un Naturist

b)Un Naturopat

c)Un Homeopat

d)Un Acupuncturist

e)Un Fitoterapeut

f)Un Iridolog

g)Un Hipnoterapeut

h)Un terapeut Bowen

i)Un vindecator Theta

j)Un vindecator Reiki

k)Un vindecator Pranic,etc

Din toti doctorii naturisti va recomand sa vizitati un
iridolog adica un doctor care se uita in ochii dvs si
va spune exact ce aveti si mai ales daca aveti probleme
de sanatate misterioase sau nu stiti exact ce aveti.
Ochii au 2 functii:

1-Pentru vedere

2-Pentru inregistrare


Tot ce se intampla in corpul nostru este inregistrat de
ochii nostri si un doctor iridolog bun poate sa va
spuna exact ce probleme de sanatate aveti si sa va
prescrie un tratament naturist. Aceasta stiinta
medicala miraculoasa se numeste iridologie si este
veche de mii de ani. Pentru mine cel mai bun doctor din
viata mea a fost, este si mereu va fi un doctor
iridolog. Daca vreti si dvs sa vizitati ceea ce eu
numesc: "Cel mai bun doctor din Romania si probabil din
Europa", contactati-ma si va voi spune numele si
numarul doctorului meu iridolog care pe mine m-a ajutat
enorm, continua sa ma ajute, a ajutat si ajuta mii de
romani din toata tara si poate sa va ajute si pe dvs sa
obtineti si sa va bucurati de o sanatate optima!


MESAJ FOARTE IMPORTANT PENTRU SANATATEA DVS: DOCTORII
ALOPATI NU POT SA VA VINDECE

Ce este un doctor alopat: orice doctor care va da
pastile si orice doctor care va face operatie. Doctorii
alopati nu o sa va ajute sa va vindecati niciodata
pentru ca ei trateaza doar simptomele si ei nu ajuta
lumea sa se vindece NICIODATA. Doctorii alopati nu au
nici ei sanatate perfecta si normal ca nu pot ajuta pe
nimeni sa obtina si sa se bucure de o sanatate
perfecta. Pe deasupra, doctorii alopati nu stiu nimic
despre nutritie sau despre vindecarea corpului si cea

mai mare insulta de la ei vine cand va spune: ◆Aveti
cancer sau alta boala grava si mai aveti de trait 3
luni,6 luni,9 luni,etc. Multi oameni care au primit
aceasta veste falsa de la doctorul lor alopat adica li

s-a spus ca au zilele numarate si vor muri, nu au
murit! Unii au inceput sa bea sucuri bio prospat
stoarse, altii au inceput sa ia suplimente de vitamine,
minerale, etc si altii au vindecat un doctor naturist
si in loc sa moara, s-au vindecat si au trait o viata
lunga si fericita! Acum 20 de ani tatal meu s-a dus la
un doctor alopat ca sa-i ceara pastile pentru
hipertensiune. Acest doctor era gras si lua vreo 10
pastile pentru diferite probleme de sanatate si asta
este jalnic. Va duceti la un doctor care trebuie sa va
ajute sa va rezolvati problemele de sanatate DAR acest
doctor nu poate sa-si rezolve nici macar problemele lui
de sanatate. Asta este cam asa: va duceti la un mecanic
sa va repare masina DAR el nu poate nici macar sa-si
repare masina lui.


In toata lumea cele 3 cauze principale ale mortii sunt:

1-Bolile de inima

2-Cancerul

3-Doctorii si spitalele


V-ati gandit vreodata de ce aproape toti oamenii mor la
spital si nu acasa? Pentru ca doctorii si spitalele ii
omoara!

Si asta bineinteles ca nu intentionat! Tratamentul lor
toxic ca pastilele si vaccinurile omoara publicul. Cine
este responsabil cand va imbolnaviti? Dvs sunteti! Dvs
si numai dvs sunteti de vina pentru toate problemele de
sanatate care le aveti. Nu puteti sa dati vina pe
germeni, bacterii sau virusi pentru boala sau bolile
dvs. De asemenea, absolut NICIODATA nu puteti sa ziceti
ca alta persoana v-a dat vreo boala sau boli pentru ca
bolile nu sunt contagioase. Stiu ca toata viata ati
auzit ca bolile sunt contagioase  si toata viata ati
fost mintiti si voi vorbi in detaliu despre aceasta
minciuna globala si diabolica mai tarziu in carte.

ZICALA MEA:

"Sanatatea perfecta este perfect posibila"


Vreti o sanatate perfecta? �Cere si ti se va da� zice
o zicala veche si ca sa aveti sanatate perfecta trebuie
sa faceti 3 lucruri:

1)Da-ti-i corpului ce-i trebuie

2)Nu-i dati corpului ce nu-i trebuie

3)Mentineti un pH sanatos al corpului


ZICALA MEA:

"Daca-i dai corpului tau ce-i trebuie,corpul o sa-ti
dea si tie ce-ti trebuie"


Si ce anume va trebuie? Sanatate perfecta adica sa
aratati si sa va simtiti perfect!


OCHELARII DE VEDERE

Daca purtati ochelari de vedere si vreti sa scapati de
ei fara operatie, se poate. Exista multe carti care va
invata cum sa va reparati vederea prin exercitii
oculare si prin adaugare de suplimente pentru ochi la
dieta dvs.Daca ma contactati, eu pot sa va recomand o
carte buna.


AVERTISMENT:

Ochelarii de vedere dauneaza grav ochilor. Cu alte
cuvinte, daca purtati ochelari tot timpul, dioptria
ochelarilor dvs va creste in permanenta si cu timpul o
sa ajungeti sa aveti ochii foarte slabiti si o pereche

de ochelari foarte grosi. Inainte sa nu mai purtati
ochelari sau sa faceti orice schimbare despre ochelarii
dvs de vedere, trebuie sa va consultati cu doctorul dvs
oftalmolog.


SLABITUL

Daca doriti sa slabiti prin metodele care le folosesc
practic toata lumea supraponderala, nu veti reusi adica
daca incercati sa slabiti cu regim, cu miscare sau prin
luarea de pastile de slabit, nu veti reusi. Daca
metodele astea de slabit functionau, toata lumea ar fi
fost slaba. Ce functioneaza? Produsele naturale de
slabit de la firmele de nutritie MLM care nu se gasesc
in nici un magazin din lume si se vand numai prin
distribuitori independenti care reprezinta aceste
firme. Cu aceste produse naturale puteti sa slabiti
fara sa va fie foame si fara sa aveti efecte secundare.
De asemenea, puteti sa mancati ce doriti in timp ce
slabiti si dupa ce slabiti, reprezentantul firmei
respective care v-a vandut produsele si v-a ajutat sa
slabiti cu o consiliere gratuita, va poate arata si cum
sa va mentineti greutatea perfecta a corpului dvs.


Important:Daca aveti nevoie de un consilier gratuit
pentru slabit, eu pot sa va ajut de la A la Z si
sfaturile mele sunt gratuite si infinite. De asemenea,
mai exista 4 metode de slabit pe care foarte putina
lume le stie:

1)POSTIREA CU APA

2)POSTIREA CU SUC

3)PRAFURILE VERZI

4)HRANA VIE


1)POSTIREA CU APA

In 2006 eram atat de deprimat incat ma simteam groaznic
si suferinta devenise insuportabila si nu stiam ce sa
fac ca sa ma simt bine din nou pana am descoperit un
secret de sanatate vechi de peste 10.000 de ani:
Postirea cu apa!

Postirea cu apa inseamna: timp de o luna o persoana nu
mananca nimic si bea doar apa. Am incercat si eu
minunea asta dar numai pentru o saptamana pentru ca
este foarte greu de facut si dupa o saptamana fara
mancare m-am simtit minunat si mi-am revenit! Am baut 2
sau 3 litri de apa zilnic si am slabit foarte mult
adica prea mult dar cu timpul mi-am recapatat greutatea
cu cel mai delicios si cel mai nutritios program de
ingrasare din lume! Daca cumva doriti si dvs sa
aplicati aceasta metoda de slabire, va recomand sa o
faceti numai cu supravegherea doctorului dvs sau un
specialist de postire.


2)POSTIREA CU SUC

Asta este ceva care nu am incercat niciodata pentru ca
nu a fost necesar pentru mine dar pentru slabit este o
metoda miraculoasa si sanatoasa si va rog sa o faceti
numai cu supravegherea doctorului dvs sau un specialist
de postire.


3)PRAFURILE VERZI

Prafurile verzi sint un amestec de
morcovi,cartofi,orez,ovaz,
grau,clorela,spirulina,marar,patrunjel,telina,etc si se
adauga la apa sau la suc si se bea zilnic in loc de
mancare si asa se poate slabi sanatos. Eu am folosit
aceste pudre miraculoase si am slabit nu pentru ca am
vrut ci pentru ca corpul meu s-a curatat de toxine si
pe deasupra m-au facut sa ma simt si foarte bine adica
ma simt si arat mult mai tanar, mai sanatos si am si
mai multa energie! Azi inca folosesc aceste pudre verzi
care intaresc si insanatosesc toate organele din corp
inclusiv organele sexuale si performanta mea sexuala
este acum incredibila! De asemenea, aceste pudre verzi
mentin corpul tanar si puternic si le recomand tuturor.

Oricine poate lua aceste pudre verzi si nu aveti nevoie
de consultul doctorului dar faceti-l oricum pentru ca
poate o sa vrea si el sau ea bunatatea asta de pudra
vie!


4)HRANA VIE -Hrana vie inseamna doar 3 feluri de
mancare: fructe,legume si nuci. Daca de exemplu veti
manca numai hrana vie timp de o luna,puteti slabi
sanatos si fara foame.


DA-TI-I CORPULUI CE-I TREBUIE

a)Apa pura

b)Suplimente alimentare

c)Mancare biologica

d)Pasta de dinti naturala, sampon si balsam natural,
sapun natural, detergent natural, deodorant natural,
produse de protectie solara naturale,etc

e)Odihna

f)Miscare

g)Sex

h)Filtru de dus

i)Deparazitare

j)Teste anuale


a)APA PURA

Exista numai un singur fel de apa care este pura si
sanatoasa si aceasta apa se numeste apa alcalina sau
apa vie adica apa care a fost filtrata si ionizata.
Daca beti apa de la canal, beti apa care dauneaza grav
sanatatii. Daca beti apa plata sau minerala,de asemenea

beti apa care dauneaza sanatatii. Apa vie beneficiaza
corpul 100%. Apa ideala ar fi apa cu un pH de 8 sau mai
ridicat pentru oamenii care au probleme grave de
sanatate. Orice om cu probleme grave de sanatate
trebuie sa-si consulte medicul naturist inainte de a
incepe sa bea aceasta apa minunata.

ADEVARUL MEU:

"Cel mai important ingredient pentru sanatatea corpului
este apa"


ADEVARUL MEU:

Corpul este 70% apa. 80% din creier este apa. 90% din
sange este apa.


Este foarte important sa consumati cantitatea corecta
de apa vie zilnic adica minim 2 litri de apa zilnic.
Unii oameni o sa aibe nevoie de mai multa apa si altii
mai putin. Asta depinde de inaltimea si greutatea lor.
Pentru a consuma cantitatea ideala de apa, va recomand
sa va consultati cu doctorul dvs naturist. Una din
secretele de sanatate a celei mai sanatoase tari in
lume este consumarea unui pahar de apa pe stomacul gol
dimineata la trezire. Eu cand ma scol dimineata mereu
beau un pahar de apa vie pe stomacul gol si dupa o ora
iau micul dejun. De asemenea,eu beau si un pahar de apa
vie o ora inainte de culcare si zilnic beau 2 litri de
apa pe zi. Vara beau 3 litri de apa vie zilnic.
Beneficiile care le ofera acest obicei sanatos sunt
multe:

-apa purifica sangele si tenul devine mai tanar si mai
luminos

-apa stimuleaza productia de celule noi de sange si
celule musculare noi

-apa detoxifica colonul si scade aciditatea gastrica

-apa detoxifica organele interne

-apa ajuta la absorbtia substantelor nutritive din
alimente

-apa imbunatateste functionarea sistemului limfatic

-apa accelereaza metabolismul cu pana la 25% si va
poate ajuta sa scapati de kilogramele in plus


ADEVARUL MEU:

"Culcarea cu stomacul plin de mancare dauneaza grav
sanatatii"


Stomacul trebuie sa fie mereu gol cind va culcati
pentru ca noaptea corpul se repara DAR daca are mancare
in el, trebuie mai intai sa se ocupe de digestia
mancarii si asta reduce din timpul limitat si pretios
pe care il are corpul noaptea si daca acest obicei
nociv corpului este repetat de multe ori, corpul ramine
in urma cu detoxificarea si repararea si rezultatul
este dezastruos: corpul cu siguranta se va imbolnavi.
Bunicul meu a trait 96 de ani si el NICIODATA nu mai
minca nimic dupa ora 5 seara!


b)SUPLIMENTE ALIMENTARE


MINCIUNA LOR:

Daca mananci o dieta sanatoasa, nu ai nevoie de
vitamine"


ADEVARUL MEU:

"Indiferent ce mananci sau cat mananci,daca nu iei
vitamine zilnic,corpul tau va suferi de deficiente
nutritionale si cu timpul se poate imbolnavi"

ADEVARUL MEU:

"70% din toate bolile sunt cauzate de deficienta de vitamine si minerale"


Cu alte cuvinte,daca nu va suplementati dieta cu micronutriente,vitamine,minerale, proteine,probiotice,prebiotice,aminoacizi,omega 3,ulei de peste,antioxidanti,

ierburi,plante,etc,corpul dvs este foarte slabit si sanatatatea dvs este in pericol.Cum stiti daca corpului dvs ii lipsesc nutientii necesari pentru o sanatate optima? Simplu! Sunteti obosit? Aveti dureri? Va doare capul? Raciti? Va simtiti deprimat,etc? Daca ati raspuns DA la oricare din aceste intrebari atunci corpul dvs este deficient in nutritie corecta.Suplimentele nutritionale intaresc corpul sau sistemul imunitar si va mentin sanatos,voios si plin de energie.Daca cumparati vitamine de la orice magazin de pe rafturi,atunci cu siguranta ca v-ati pierdut banii si timpul dvs pretios.Aceste vitamine beneficiaza corpul foarte putin sau deloc.In toata lumea exista numai un singur program de nutritie care-i da corpului tot ce-i trebuie zilnic si acest produs nu se vinde in niciun magazin din lume.Acum aveti 2 optiuni daca doriti si dvs acest program:

1-Cautati voi un program bun de nutritie care sa-i dea corpului ce-i trebuie zilnic

2-Contactati-ma pe mine si va spun eu cum se numeste cel mai bun program de nutritie din lume care ii da corpului zinic tot ce are nevoie si cu acest program brevetat puteti de asemenea sa slabiti,sa va ingrasati sau sa va mentineti greutatea voastra ideala.De asemenea,aceasta companie minunata si unica in lume are si produse pentru eliminarea celulitei pentru femei si are si produse pentru muschi pentru barbati care functioneaza pentru ca eu le-am probat.Majoritatea oamenilor traiesc cu 2 probleme de sanatate:oboseala si raceala si ei cred ca asta e normal si face parte din viata DAR eu va zic ca eu NICIODATA nu obosesc si

NICIODATA nu racesc! Care este secretul meu? Zilnic ii dau corpului meu ce ii trebuie adica iau zilnic cel mai bun program de nutritie din lume care-i da corpului meu tot ce-i trebuie si de aceea niciodata nu obosesc,nu racesc si nu ma imbolnavesc!

Deci,nu este normal sa traiti obositi sau raciti.Mancarea ne ajuta doar sa nu murim de foame DAR nutritia inteligenta ne ajuta sa fim sanatosi,sa aratam bine si sa ne simtim bine!


c)MANCARE BIOLOGICA

Daca nu mancati mancare pura sau mancare bio,sanatatea dvs poate sa fie in pericol.Mancarea care nu este eco sau bio contine fel si fel de porcarii ca:

chimicale,conservanti,insecticide,pesticide,hormoni,ant ibiotice,culori artificiale,euri,etc si toate aceste otravuri mancate in exces va pot imbolnavi intr-o nu prea buna zi!


d)PASTA DE DINTI NATURALA,SAMPON SI BALSAM NATURAL,SAPUN NATURAL,DETERGENT NATURAL,DEODORANT NATURAL,PRODUSE DE PROTECTIE SOLARA NATURALE,ETC

Tot ce puneti pe corp este absorbit de piele si daca nu este un produs natural,este infestat de chimicale care ajung in sange si cu timpul va vor distruge sanatatea.

Exemplu:Cancerul de san este in crestere pentru ca femeile folosesc deodorante cu chimicale si astea sunt toxice pentru organism.Alt exemplu:Cancerul de piele este in crestere pentru ca lumea foloseste produse de protectie solara infestate de chimicale care in loc sa protejeze lumea de cancer de piele,de fapt ele il cauzeaza.


ADEVARUL MEU:

"Razele solare NU cauzeaza cancer de piele"

Eu de la 6 la 16 ani am fost la plaja pe Litoral in
fiecare vara,toata vara zilnic si NU am folosit
niciodata produse de protectie solara si NU am facut
cancer de piele niciodata si nu voi face cancer de
niciun fel niciodata pentru ca imi ingrijesc corpul
zilnic si nu il abuz zilnic cum fac majoritatea
oamenilor.Daca chiar doriti sa folositi produse de
protectie solara,folositi produse naturale DAR cel mai
bun sfat care vi-l pot da este sa va consultati cu
doctorul dvs naturist.Toate produsele din baia mea sunt
naturale adica sunt lipsite de chimicale.


e)ODIHNA

Toti suntem diferiti asa ca de somnul difera de la o
persoana la alta.Prea mult somn nu afecteaza sanatatea
dar prea putin somn poate sa va distruga sanatatea.Eu
recomand intre 8-10 ore de somn dar voi dormiti cat
credeti ca e bine pentru voi sau daca nu stiti cat
trebuie sa dormiti,consultati-va cu doctorul dvs
naturist.


ADEVARUL MEU:

�Cea mai rapida cale care va distruge sanatatea este

lipsa de somn�


Cand dormim corpul nostru se repara si se curata si in
fiecare seara are timp limitat sa faca asta si daca nu
primeste orele corecte de somn in fiecare seara,corpul
ramane in urma cu reparatul si curatatul si rezultatele
sunt dezastruoase adica corpul cu siguranta se va
imbolnavi sau mai grav,va muri.


f)MISCARE

Sedentarismul adica statul sau lipsa de miscare
dauneaza grav sanatatii.Prea multa miscare dauneaza
sanatatii si prea putina miscare dauneaza sanatatii de
asemenea.Eu recomand 30 de minute de mers pe jos 5 zile
pe saptamana dar numai dvs stiti cata miscare este
sanatoasa pentru dvs si daca nu stiti,consultati-va cu
doctorul dvs naturist.


g)SEX

Cat de mult sex este suficient? Cu cat mai mult sex cu
atat mai bine! De asemenea,cand faceti sex va simtiti
cel mai bine! Sexul este delicios,frumos si sanatos!

Spor la �treaba�!


h)FILTRU DE DUS

Dusul fara filtru este periculos pentru sanatate.Daca
faceti dus zilnic cu apa nefiltrata adica cu apa care
este de clor infestata,atunci pot sa va spun ca corpul
dvs absoarbe un litru si jumatate de apa cu clor. Apa
cu clor este absorbita de piele si apoi ajunge in sange
si cu timpul va otraveste toate organele.Daca vreti
sanatate perfecta,va recomand sa va instalati un filtru
de dus cat mai scump posibil!


i)DEPARAZITARE

Toata lumea are paraziti.Nu conteaza daca sunteti
sarac,bogat,tanar sau batran,etc.Realitatea tragica
este ca oamenii care au probleme cu sanatatea NU se
detoxifica de paraziti NICIODATA sau o fac foarte
rar.Pentru a avea o sanatate perfecta,TREBUIE sa ne
detoxificam corpul de paraziti cat mai des posibil.Cat
de des? Minim odata pe an! Parazitii din corpurile
noastre ne consuma substantele nutritive si ne expun
multor boli grave.Unii parazitii sunt cauza la anumite
forme de cancer,la anumite boli de piele,la diabet,la
migrena,la probleme cu plamanii,

la probleme cu inima,etc.Daca parazitii ajung la creier,ei pot produce multe boli psihice si mai ales schizofrenia. Faceti-va un test ca sa vedeti ce paraziti traiesc in corpul vostru apoi faceti o deparazitare si continuati sa va deparazitati periodic.Pentru cele mai bune rezultate,consultati-va cu doctorul dvs naturist.


j)TESTE ANUALE

Dupa cum stiti deja,multa lume are probleme de sanatate care par sa apara brusc si din senin dar adevarul este urmatorul:nicio problema de sanatate nu apare brusc in viata numanui si nicio problema de sanatate nu apare din senin. Problemele de sanatate instantanee cum ar fi atacul de cord sau infarctul,accidentul celebral sau comotia cerebrala,diabetul,lupusul,cancerul si alte boli grave apar in viata oamenilor din cauza a doua motive:

MOTIVUL UNU:Corpul a fost abuzat mult timp de stres,bauturi si mancaruri nesanatoase

MOTIVUL DOI:Corpul nu a fost testat anual adica o data pe an

Probabil ca cel mai important sfat de sanatate care pot sa vi-l dau este urmatorul:

Faceti-va analize la toate organele minim o data pe an si cel mai bun si cel mai ieftin test care-l puteti face este testul de biorezonanta.Eu fac analize de 4 ori pe an si in afara de biorezonanta mai fac si test la sange.

Corpul trebuie ingrijit si testat in permanenta daca vreti sa aveti si sa va bucurati de o sanatate perfecta.


2-NU-I DATI CORPULUI CE NU-I TREBUIE

a)Stres

b)Pastile

c)Vaccinuri

d)Tabac

e)Alcool

f)Lapte de vaca

g)Bauturile carbogazoase

h)Apa imbuteliata

i)Zaharul rafinat

j)Cuptor cu microunde

k)Mancaruri la care corpul este alergic


a)STRESUL

Cel mai mare dusman al sanatatii este stresul si stresul este cauza la majoritatea bolilor.La multe persoane,stresul este cauza la toate bolile.Cu cat mai mult stres aveti in viata cu atat mai multe probleme de sanatate veti avea si prea mult stres duce la boli grave si la moarte.Uneori moarte lenta si uneori moarte brusca.Ce este de fapt stresul? Stresul este de fapt doar un cuvant si stresul este cauzat de 3 lucruri:

1-Supararea

2-Grija

3-Frica

Oricare din aceste 3 lucruri cauzeaza stres si toate 3 impreuna devin un mare pericol pentru sanatatea dvs.Stresul este de fapt ca o piedica in calea dvs adica stresul va intrerupe sanatatea.Cum se intampla acest lucru? Corpul se repara si se detoxifica non stop adica si cand dormim si cand suntem treji corpul nostru se repara si se detoxifica dar daca corpul este stresat,vindecarea lui este intrerupta si cu timpul

corpul se imbolnaveste si daca stresul continua,urmeaza
boala sau moartea.Daca vreti sa va bucurati de sanatate
perfecta,nu trebuie niciodata sau foarte rar sa:

1-Sa va suparati sau mai rau:sa va enervati

2-Sa va ingrijorati

3-Sa va fie frica

Stiu ca asta nu este un lucru care este usor de facut
asa ca va recomand sa-l faceti treptat pana eliminati
tot stresul sau aproape tot stresul din viata dvs.

Cel mai mult stres in viata dvs este cauzat de:

1)Persoanele din jurul dvs ca:

-mama sau tatal vostru

-copii vostri (daca aveti copii)

-sotul sau sotia dvs

-socrul sau soacra dvs

-seful dvs

-colegii sau colegele de munca

-vecinii vostri,etc


2)Grija de bani


ZICALA LOR:

�Banii sunt ochiul dracului�

Eu nu sunt de acord cu aceasta zicala si am inventat
una mai realistica:

ZICALA MEA:

„Lipsa de bani este ochiul dracului"


Adica daca n-aveti destui bani,veti da de dracul si
dracul in cazul asta este suferinta financiara.Cat timp
o sa aveti lipsa de bani sau probleme cu banii,atata
timp veti avea stres.Cea mai grava problema umana de
cand s-au inventat banii a fost si este problema cu

banii.De fapt 99% din omenire sufera azi de 3 „boli"
cauzate de lipsa de bani:

Prima:Datoria=Sa fiti dator cuiva

A doua:„Lefteria"=Sa fiti lefter tot timpul

A treia:Saracia=Sa nu aveti destui bani ca sa va
cumparati ce va doriti

Daca cumva „suferiti" de oricare din aceste 3

„boli",trebuie sa va vindecati cat mai repede posibil
daca vreti ca sa va bucurati de sanatate perfecta.

3)Excesul

Probabil ca ati auzit zicalele:

„Totul cu masura"

                si:

„Ce e mult strica"

In ziua de azi multa lume face abuz de multe lucruri
cum ar fi:

-Fumeaza prea mult

-Bea prea mult

-Mananca prea mult

-Mananca sau bea prea mult din aceeasi mancare sau
bautura

-Se uita prea mult la televizor sau calculator

-Vorbeste prea mult cu lumea sau la mobil,etc

Orice faceti in exces duce la stresarea organismului
care cu timpul duce la imbolnavire sau chiar moarte.Ce
e mult strica intr-adevar si in cazul de fata,ce e mult
va strica sanatatea adica cel mai pretios lucru din
viata dvs.


b)PASTILELE


ADEVARUL MEU:

✦Pastilele omoara milioane de oameni zilnic pe tot
globul"


Pastilele sunt literalmente chimicale sau otrava si nu
trebuie luate niciodata pentru ca ele cauzeaza
boli,suferinta si moarte.Cind zic pastile,ma refer la
pastilele prescrise de doctorul dvs alopat si pastilele
care puteti sa le cumparati fara prescriptie sau reteta
de la farmacii,etc.

Exista 2 exceptii la pastile:Pastilele trebuie sa fie
luate cand:

-aveti o durere insuportabila

-ati avut un accident (de masina,de avion,etc) si
doctorii trebuie sa va dea pastile inainte de operatie


AVERTISMENT:

Daca luati pastile multe si pentru mult timp,toate
organele dvs vor fi afectate,mai ales ficatul,asa ca va
recomand sa va detoxificati organismul cu suc de aloe
vera,etc.Pentru cea mai buna detoxifiere,consulatati-va
cu doctorul dvs naturist.


c)VACCINURILE

Vaccinurile cauzeaza multe boli oribile,suferinta si
moarte si nu trebuie facute NICIODATA.Daca va iubiti
copii si animalele de casa,nu-i vaccinati nici pe ei.


d)TABACUL

Dupa cum stiti deja,fumatul ucide.Tigarile va ucid lent
si sigur.A fuma inseamna a comite sinucidere lenta dar
sigura.


e)ALCOOLUL

Toate bauturile alcoolice dauneaza grav sanatatii.

Alcoolul imbolnaveste,imbatraneste si in multe cazuri
innebuneste.


f)LAPTELE de VACA

Laptele de vaca este cauza la multe boli si nu trebuie
baut niciodata.Laptele de vaca trebuie baut numai de
vitei si vitele adica copii vacilor.


g)BAUTURILE CARBOGAZOASE

Toate bauturile carbogazoase si mai ales cele 2 care
sunt cele mai populare in lume,sunt de fapt cele mai
nocive:

-ele sint foarte acide (la fel de acide ca acidul de
baterie)

-ele contin zahar rafinat,o otrava care cauzeaza multe
boli

-ele va imbatranesc mai repede

-ele cauzeaza multe boli incluzand cancer

-ele distrug dintii

-ele sint acidulate si asta dauneaza stomacului si alte
organe

-ele contin cofeina si multe alte chimicale periculoase
pentru sanatate

-ele ingrasa si mai ales alea de dieta care va ingrasa
si mai mult

O femeie a baut prea multe sticle de bauturi
carbogazoase,prea des si a murit.


h)APA IMBUTELIATA

Toata apa din sticle este plina de impuritati.Nu
conteaza daca e apa plata sau daca e apa minerala,toata
apa din sticle de plastic sau sticle de sticla este apa
plina de chimicale si nu trebuie bauta niciodata.Ati
citit cu siguranta in basme cand cineva bea apa moarta
murea pe loc si cand cineva bea apa vie,invia pe loc.In
lumea noastra avem si noi ceva similar despre apa vie
si apa moarta:Apa vie pe nimeni nu invie dar ne mentine
sanatosi si ne ajuta sa ducem o viata lunga si
sanatoasa si apa moarta adica apa din sticle ne omoara
dar nu pe loc ci lent si sigur.Ce este apa vie? Voi
discuta de asta mai tarziu!

"Aproximativ 1.000.000 de oameni din lume mor anual din
cauza la apa contaminata"

i)ZAHARUL RAFINAT

Zaharul rafinat sau zaharul alb este o otrava care are
peste 100 de efecte secundare.Una din ele este
depresia.Din fericire,mancarurile care contin zahar
sunt cele mai delicioase dar din nefericire sunt si
cele mai periculoase.De cand zaharul s-a inventat in
anii 1.500,s-au nascut multe boli care nu existau
inainte sa existe zaharul.Cand va indulciti
ceaiul,cafeaua sau bautura dvs preferata,va recomand sa
folositi zahar bio sau eco,miere sau alti indulcitori
naturali.Daca sunteti deprimat,este posibil ca zaharul
rafinat sa va deprimeze si va recomand sa faceti asta:O
luna de zile sa nu mancati zahar rafinat si sa vedeti
cum o sa va simtiti.Din nefericire,eu am mancat
cantitati enorme de zahar rafinat timp de 30 de ani
adica de la 3 ani pana la 33 de ani si cand am eliminat
complet zaharul rafinat din dieta mea,practic toata
depresia mea a disparut.Tot din nefericire,mi-a trebuit
10 ani de zile ca sa ma las complet de zahar rafinat.In
fine,dupa un deceniu de otravirea corpului meu cu zahar
rafinat,am reusit sa elimin aceasta otrava cu gust
dulce permanent din viata mea si din cauza ei mi-am
pierdut aproape toti dintii si am suferit cumplit de la
depresia cauzata de zahar rafinat care mi-a distrus
aproape complet sanatatea si fericirea mea DAR totul e
bine cand se termina cu bine si acum nu mai ating
zaharul rafinat NICIODATA!


j)CUPTORUL cu MICROUNDE

Cel mai mare dusman al sanatatii in bucatarie este
cuptorul cu microunde pentru ca mancarea incalzita in
acest cuptor nociv devine foarte periculoasa pentru
organism adica devine mancare iradiata.Aceasta mancarea
poate cauza cancer si multe alte probleme grave de
sanatate si cu timpul moartea.O femeie a primit un
transplant de sange incalzit in cuptorul cu microunde
si a murit.O samanta incalzita un minut in cuptor cu
microunde nu va incolti niciodata.De 20 de ani eu nu
mai folosesc cuptorul cu microunde si nu-l mai folosi
niciodata si recomand acelasi lucru oricarei persoane
care isi doreste sanatate perfecta.

k)MANCARURI LA CARE CORPUL ESTE ALERGIC

Este foarte important sa nu mancati mancaruri care fac
rau la corp.Trebuie neaparat sa va faceti 2 teste:

PRIMUL:Un test de intoleranta alimentara

AL DOILEA:Un test de alergie alimentara


3)MENTINETI un pH SANATOS AL CORPULUI

Cel mai important si cel mai simplu secret care pot sa
vi-l spun despre sanatatea dvs este pH-ul corpului.Ce
inseamna pH? Termenul pH este folosit ca o abreviere
pentru hidrogenul potential si provine din limba

engleza:�pH=Potential of Hydrogen� pH-ul corpului se
masoara pe o scala care variaza de la 0 la 14 iar
indicele de 7,0 este neutru.Un corp care are un pH care
este peste 7,0 este un corp alcalin si un corp care are
un pH care este sub 7,0 este un corp acid.


ADEVARUL MEU:

�Un corp sanatos este un corp alcalin si un corp
bolnav este un corp acid�


Asta este cea mai mare descoperire despre sanatatea
umana a tuturor timpurilor.Toti oamenii care sunt
bolnavi au un corp acid si toti oamenii care sunt
sanatosi au un corp alcalin.Este chiar atat de
simplu!Din nefericire 99% din oameni sunt acizi adica
bolnavi si ei nici nu stiu treaba asta pentru ca asa
ceva nu se preda in scoli.Daca corpul este prea acid
sau prea alcalin,moartea este inevitabila.Corpul se
lupta neincetat sa echilibreze valoarea pH-ului.Atunci
cand echilibrul este compromis,vor aparea automat o
multime de probleme de sanatate si daca echilibrul
ramane compromis,atunci va urma o boala grava sau
moartea.Un corp sanatos are un pH de aproximativ 7,4 si

toate numerele care indica altfel inseamna ca corpul
este bolnav sau a inceput sa se imbolnaveasca.pH-ul
corpului se masoara in 3 feluri:

PRIMUL:Se masoara pH-ul sangelui (pH-ul ideal al
sangelui este de 7,4)

Al DOILEA:Se masoara pH-ul urinei (pH-ul ideal al
urinei este intre 6,5-7,5)

Al TREILEA:Se masoara pH-ul salivei (pH-ul ideal al
salivei este intre 7,0-7,5)

Din fericire corpul se vindeca singur non stop dar din
nefericire sunt 3 exceptii:

Exceptia nr.1:Cand corpul este stresat NU se vindeca

Exceptia nr.2:Cand pH-ul corpului este prea jos sau
prea sus,corpul NU se vindeca

Exceptia nr.3:Dupa ce corpul a fost abuzat mult timp
din cauza stresului sau dietei nesanatoase,atunci
corpul are nevoie de ajutor ca sa se vindece adica are
nevoie de suplimente,terapii,etc sau pe
scurt:consultati un doctor naturist.Primele doua
exceptii explica faptul cand unii oameni incearca fel
si fel de remedii naturiste si nu obtin rezultatele
dorite adica oamenii nu-si rezolva problemele de
sanatate.Dezechilibrele care apar la nivelul pH-ului
organismului vor duce la dezvoltarea multor probleme de
sanatate si aproape toate functiile de baza ale
organismului isi intrerup activitatea normala.Cand pH-
ul organismului are un dezechilibru adica devine prea
mic,corpul devine acid adica bolnav.pH-ul corpului
devine foarte mare foarte rar sau practic
niciodata.Trebuie sa va testati nivelul de pH al
organismului cel putin odata pe luna si asta se face
folosind o hartie de turnesol care se inmoaie in saliva
sau in urina la prima ora a diminetii INAINTE sa beti
sau sa mancati adica se face pe stomacul gol.Testarea
nivelului de pH al sangelui poate fi facut numai de un
doctor.Practic toata lumea are un pH nesanatos si asta
se intampla din cauza la 2 lucruri:

UNU:Stresul

DOI:Hrana acida

Mancarea sau hrana este de 2 feluri:hrana alcalina si
hrana acida sau hrana vie si hrana moarta.Hrana
alcalina este:

a)Nucile

b)Legumele

c)Fructele

Hrana acida este tot ce este
gatit,procesat,copt,fiert,etc.


�Hrana alcalina hraneste si intinereste corpul�

                                        iar:

�Hrana acida imbolnaveste si imbatraneste corpul�


Hrana alcalina va mareste pH-ul corpului si hrana acida
va scade pH-ul corpului sau

hrana alcalina ajuta corpul sa devina alcalin sau va
insanatoseste si hrana acida va face corpul acid sau va
imbolnaveste si va imbatraneste.De asemenea,bauturile
sunt si ele alcaline si acide si cand zic bauturi NU ma
refer la alcool ci ma refer la apa,suc,cafea,lapte,etc.


ADEVARUL MEU:

�Toate bauturile alcoolice sunt acide si dauneaza grav

corpului si mintii umane�

Pentru toate detaliile despre hrana alcalina,hrana
acida,bauturile alcaline si bauturile acide,consultati-
va cu doctorul dvs naturist sau cu nutritionistul dvs.

Pe scurt,daca va doriti o sanatate perfecta,TREBUIE sa
aveti un pH ideal al sangelui,salivei si urinei.Cum
puteti sa va reglati adica sa va mariti pH-ul? Exista 3
optiuni:

PRIMA:Cumparati suplimente care va alcalinizeaza corpul

A DOUA:Consumati alimente alcaline

A TREIA:Consultati un doctor naturist care are un
aparat TESLATRON


ADEVARUL MEU:

◆Atata timp cat aveti un pH perfect,veti avea o

sanatate perfecta◆


FOARTE IMPORTANT:Inainte sa incepeti calatoria dvs spre
sanatate perfecta trebuie sa stiti aceste 3 lucruri
importante:

1-Trebuie sa credeti ca sanatatea perfecta este
posibila pentru dvs

◆Daca in sanatate perfecta 100% nu credeti,niciodata

n-o s-o aveti◆

Cineva a zis: ◆Trebuie sa vezi ca sa crezi◆

Eu zic: ◆Trebuie sa crezi ca sa vezi◆

Ambele zicale sunt 100% adevarate si ambele trebuie in
viata dvs aplicate.

2-Trebuie sa aveti rabdare pentru ca o sa dureze mult
sau foarte mult timp pana cand o sa ajungeti la

sanatate perfecta.Depinzand de cate probleme de
sanatate aveti,misiunea asta poate sa dureze cateva
luni sau cativa ani.

3-Trebuie sa aveti o gramada de bani pentru ca
produsele naturale si tratamentele naturiste nu vor fi
ieftine.Si apropo de lucruri ieftine si scumpe:

ZICALA MEA:

�Nu exista scump sau ieftin-daca sunteti sarac toate
lucrurile sunt scumpe si daca sunteti bogat,toate
lucrurile sunt ieftine�

O sa va spun acum niste secrete depre sanatate care
probabil nu le-ati auzit niciodata in toata viata dvs.

ADEVARUL MEU:

�Bolile NU sunt contagioase"

ADEVARUL MEU:

�Toate bolile sexuale sunt MINCIUNI�

ADEVARUL MEU:

�Bolile sexuale NU exista�

De mii de ani rasa umana a fost mintita ca multe boli
sunt contagioase adica o persoana bolnava poate sa va
dea boala sa.Adevarul este exact invers adica o

persoana bolnava NU poate sa va dea nici boala sa si nici sanatatea sa.


ADEVARUL MEU:

�Nicio persoana bolnava nu poate sa-ti dea boala sa�


ADEVARUL MEU:

�Nicio persoana sanatoasa nu poate sa-ti dea sanatatea sa�


Inainte sa va spun de ce povestea asta:�Toate bolile care �se iau� de la o persoana la alta prin sex �nesigur� sau sex fara prezervativ�,este o poveste de adormit copii,as dori mai intai sa repet ce ne zic �ei� despre bolile venerice.Cine sunt ei? Ei sunt=TOATA LUMEA CARE VORBESTE CU VOI

Doresc sa incep mai intai cu numele:�Boli Transmise Sexual�

Conform lor,adica conform mincinosilor sau daca ne luam dupa ei sau daca ii credem pe ei,bolile transmise sexual sunt boli care se iau cand se face de sex cu o persoana �infectata� cu o boala venerica sau sexuala.

(Boala sexuala=Boala care se �ia� prin sex)


MINCIUNA LOR:

�Bolile sexuale sunt cauzate de germeni,bacterii si virusi�

ADEVARUL MEU:

�Bolile sexuale NU sunt cauzate de germeni,bacterii si virusi�


1-DE CE �BOLILE SEXUALE� NU SUNT CAUZATE DE GERMENI

Ce este de fapt un �germen�? Eu n-am vazut in viata mea un germen.Dar dvs? Dvs ati vazut vreaodata cum arata un germen? Germenul este mascul sau este femela? Unde se poate gasi un germen? Poate in iad? Cu alte cuvinte germenii nu exista.Nimeni pe planeta asta nu poate sa dovedeasca ca germenii ne imbolnavesc.Daca exista dovada ca germenii ne imbolnavesc,eu n-am gasit-o pana acuma si nu cred ca o voi gasi vreodata.Cum sa gasesc ceva care nu exista? Asa ceva nu exista! O sa va spun acum o poveste adevarata.A fost odata ca niciodata caci de n-ar fi,nu s-ar povesti! A fost odata un om de stiinta dobitoc care a convins o tara si apoi o planeta-planeta noastra-ca germenii ne imbolnavesc.Sa incep de la inceput.Acum cateva sute de ani alcoolul imbolnavea lumea si lumea inapoiata de pe vremurile alea nu stia de ce.Guvernul unei tari a intrebat omul

de stiinta �cel mai destept� care exista in tara asta de ce alcoolul imbolnaveste oamenii.Omul de stiinta cel mai destept din tara asta adica cel mai prost dupa

parerea mea,a cautat si a �rascautat� motivul de ce alcoolul ne face rau.N-a gasit nimic dar pentru ca a fost platit de guvernul lui o suma grasa de bani si pentru ca trebuia sa gaseasca cauza de ce alcoolul este otrava pentru organism,trebuia sa rezolve misterul si

in fine dupa cateva luni de �cercetare stiintifica� a gasit bacterii in alcool (bacterii care au fermentat alcoolul) si a spus ca asta este cauza la boala.I-a spus guvernului ca bacteriile imbolnavesc oamenii.El a

denumit aceste bacterii:�germeni�.Din nefericire
pentru rasa umana,guvernul idiot a acceptat teoria:

�Germenii sunt cauza la boala�.Multi oameni de stiinta
destepti NU au fost de acord cu acest prost dar din
nefericire pentru rasa umana,toti acesti oameni de
stiinta inteligenti au fost ignorati si minciuna

�germenii cauzeaza boala� a devenit adevar.Aceasta
poveste falsa este crezuta si acum de majoritatea
oamenilor de stiinta si de majoritatea
doctorilor.Concluzie:

�Germenii nu exista si nu cauzeaza nicio boala�


2-DE CE �BOLILE SEXUALE� NU SUNT CAUZATE DE BACTERII

Bacteriile nu ne imbolnavesc si nici nu ne omoara.Din
contra,bacteriile sunt necesare pentru supravietuirea
organismului si fara bacterii in corp toti vom muri.

90% din corpul nostru este ocupat de
bacterii.Bacteriile sunt organisme unicelulare si ele
traiesc numai pentru 2 motive:

a)Hrana

b)Reproductie

Cand plantele,animalele si oamenii mor,bacteriile le
mananca.De-aia lucrurile moarte putrezesc:bacteriile le
papa! Fara bacterii toata planeta va fi infestata de
cadavre de oameni,cadavre de animale si de plante
moarte.Deci:

�Bacteriile mananca numai hrana moarta�

Asta inseamna ca bacteriile nu pot sa ne manance pe noi
cat timp suntem vii si de asemenea bacteriile nu pot sa
ne faca niciun rau.Noi avem in corpul nostru miliarde
de bacterii tot timpul si miliarde de celule mor in
corpul nostru zilnic. Aproximativ 300 de miliarde de
celule mor zilnic si sunt inlocuite de celule noi.

De obicei alte celule mananca toate celulele moarte si
le elimina din corp dar de multe ori bacteriile din
corpul nostru mananca si ele celulele moarte.Bacteriile
care traiesc in corpul nostru ajuta corpul si la
digerarea mancarurilor,furnizeaza corpul cu anumite
vitamine,ajuta la absorbirea mineralelor si performeaza
mii de alte functii care sunt necesare sanatatii si
supravietuirii organismului uman.Fara bacterii ne
imbolnavim si murim.Concluzie:

�Bacteriile exista si nu cauzeaza nicio boala�


3-DE CE �BOLILE SEXUALE� NU SUNT CAUZATE DE VIRUSUL
HIV


ADEVARUL MEU:

�Virusii nu au existat NICIODATA,nu exista si nu vor

exista NICIODATA�


MINCIUNILE LOR:

1-�Virusul este un microorganism viu si mort care
poate trai numai intr-un organism viu

2-Virusul creste si se reproduce numai in celulele
oamenilor si animalelor

3-Virusul este foarte contagios si puteti sa-l luati
daca faceti sex nesigur cu o persoana infectata cu un
virus sau de la o transfuzie de la un sange infectat cu
un virus

4-Virusul poate sa invadeze o celula si sa forteze
celula sa reproduca virusul pana celula moare si apoi
fac acelasi lucru si la alte celule

5-Virusul poate sta la panda

6-Virusul poate sa se deghizeze

7-Virusul poate sa doarma in corp multi ani de zile
fara sa-i faca nimic la corp si se poate trezi oricand
si apoi poate ataca corpul

8-Odata ce virusul va intra in corp,va ramane in corp
pe viata

9-Daca virusul nu este tratat cu pastile,virusul o sa
va omoare

10-Dupa 36 de ani de la descoperirea virusului HIV care
cauzeaza SIDA in 1980,inca nu s-a gasit un leac sau
ceva care sa omoare acest �virus ucigas�


ADEVARUL MEU:

�Un virus este literalmente gunoi creat de celula�


Iata niste stiri adevarate despre virusul HIV care
publicul INCA nu le-a auzit:

1-Nimeni pe planeta asta nu a vazut virusul HIV

2-Toate persoanele care au murit de SIDA au murit
pentru ca au luat pastile-pastilele i-au omorat pe
oameni,nu virusul HIV care nu exista

3-Aproximativ 50.000 de oameni de stiinta si doctori
din toata lumea au aflat deja ca virusul HIV nu
cauzeaza SIDA si numarul lor creste zilnic

4-Minciuna SIDA n-a fost crezuta de toate tarile din
lume:Cea mai sanatoasa tara din lume nu a fost
pacalita!

5-Cand o tara din Europa a aflat adevarul despre
povestea falsa:HIV=SIDA=MOARTE,a facut o noua lege:

Este ilegal pentru orice persoana sa spuna ca virusul
HIV cauzeaza SIDA

6-Toate testele care iti spun ca esti infectat cu
virusul HIV sunt INCORECTE sau INUTILE

7-O femeie care �a trait cu virusul HIV� timp de 30 de
ani a spus:

�Am cunoscut multa lume care a murit de SIDA si toti-
absolut toti care au luat pastile prescrise de doctorii
lor,toti au murit.Eu nu am luat nicio pastila niciodata
si nu m-am imbolnavit niciodata.Nici macar o raceala n-
am avut si doctorii mi-au spus ca am numai 5 ani de

trait�

8-Toate persoanele care au fost pacalite ca sunt
infectate cu virusul HIV si au luat pastile,toate au
murit.Moartea lor a fost lenta si dureroasa.Toate
persoanele care li s-a spus ca au virusul HIV si ca
trebuie sa ia pastile si NU au luat pastile,au trait o
viata lunga,sanatoasa si fericita.

9-Nu exista absolut niciun document stiintific care
dovedeste ca virusul HIV este cauza bolii SIDA.

10-O companie ofera o recompensa de $1.000.000 (un
milion de dolari) pentru oricine care poate sa
dovedeasca in laborator ca virusul HIV exista.Pana acum
nimeni nu a luat aceasta recompensa si nimeni nu o va
lua NICIODATA.

11-Un doctor din America s-a injectat cu sange

�infectat� cu virusul HIV de multe ori in multe tari
din Europa si a fost filmat si video-ul lui poate fi
vazut de oricine.Acest doctor a fost testat pentru
virusul HIV pana la sfarsitul vietii lui si testul a
fost intotdeauna negativ adica doctorul nu a fost
niciodata infectat cu virusul HIV pentru NU putea omul
sa fie infectat cu ceva care NU exista.

12-Cel putin 30 de carti s-au scris despre SIDA si
toate au acelasi mesaj:

SIDA este VRAJEALA!

13-Pana acum am gasit 3 filme documentare despre SIDA
filmate in America si mesajul lor este la fel:

SIDA este o pacaleala GLOBALA!

14-Pe internet veti gasi dovada o gramada despre
minciuna secolului SIDA.Puneti

cuvintele:SIDA,HIV,MINCIUNA in motorul dvs de cautare
preferat si bucurati-va de adevar!

15-La sfarsitul razboiului mondial nr.2 o companie
privata din America a facut un experiment ca sa vada
cat de contagioase sunt bolile sexuale.Au luat un grup
de femei care �aveau boli sexuale� si aceste femei au
facut sex cu barbati care nu aveau boli sexuale si
invers.Au fost barbatii infectati de vreo boala sexuala
de la femeile �infectate�? Nimeni nu a fost infectat
cu nimic.Nici barbatii si nici femeile.Nu poti sa fi
infectat de ceva care nu exista.

16-Un om de stiinta din America a fost platit de
guvernul American sa studieze virusul HIV ca sa vada
cat de daunator este el pentru organismal
uman.Rezultatul lui? Virusul HIV nu afecteaza sanatatea
organismului uman in niciun fel si a si scris o carte
despre asta care eu am citit-o deja!

17-Un virolog european care a studiat o viata intreaga
virusii a zis ca niciun virus nu face niciun rau
organismului uman si nu sunt deloc surprins!

Deci sa vedem acum de ce toate �bolile sexuale� nu
exista:

1-SIDA

Sida este cauzata de virusul HIV zic ei si pentru ca
virusii nu exista nici boala asta inchipuita NU exista!


ADEVARUL MEU:

�Boala sexuala SIDA NU exista�


2-HERPES,SIFILIS SI HEPATITA C

Escrocii ne spun ca herpesul,sifilisul si hepatita C
sunt cauzate de un virus.Daca virusii nu exista,nici
bolile astea nu exista!


ADEVARUL MEU:

�BOLILE SEXUALE HERPES,SIFILIS si HEPATITA C* NU

EXISTA�

*Hepatita C exista dar:

a)Nu este cauzata de niciun virus

b)Nu este contagioasa

c)Este cauzata de prea multe toxine in corp,prea mult
stres,etc



3-CLAMIDIA,GONOREEA si restul �bolilor sexuale�

Boii ne zic ca clamidia,gonoreea,etc sunt boli care vi
le da alte persoane daca faci sex nesigur cu
ele.Binenteles ca asta este o minciuna pentru ca nu
exista nicio boala care este contagioasa.Daca bolile
sexuale existau si se luau de la o persoana la
alta,atunci trebuie sa existe si raspuns la intrebarea
asta:

Cine a infectat cu o boala sexuala pe prima persoana
din lume?

Daca cumva aveti bube,leziuni,dureri,puroi,etc pe
organele genitale,asta nu este dovada ca cineva v-a dat
vreo boala sexuala,ci asta este dovada ca corpul dvs

are prea multe toxine si ele apar pe cel mai mare organ
uman adica pielea.


ADEVARUL MEU:

❖Toate impuritatile de pe piele,indiferent de locatie
este dovada ca corpul este prea toxic❖


Corpul este prea toxic pe dinauntru si dupa ce va fi
detoxifiat,pielea nu va mai avea nicio impuritate
niciodata.


MINCIUNA LOR:

❖Racelile sunt contagioase❖


ADEVARUL MEU:

❖Racelile nu sunt contagioase❖


MINCIUNA LOR:

❖Racelile sunt cauzate de germeni,bacterii,virusi sau
aer rece❖


ADEVARUL MEU:

❖Racelile nu sunt cauzate de germeni,bacterii,virusi
sau aer rece❖

MINCIUNA LOR:

�Raceala nu are leac�


ADEVARUL MEU:

�Raceala nu este o boala deci nu are nevoie de leac�


Eu nu racesc niciodata! Care este secretul meu? In primul rand trebuie sa va spun adevarul despre raceala.Ce este raceala? Cand corpul are prea multe toxine le elimina prin nas(de aceea va curge nasul),prin plamani(de aceea tusiti),etc.


ADEVARUL MEU:

�Cand corpul este prea toxic,atunci �raciti��


ADEVARUL MEU:

�Raceala nu vine din afara organismului ci vine dinauntrul organismului�


Raceala nu v-o da nimeni.Corpul dvs o creeaza cand este prea toxic adica are prea multe toxine.De ce eu nu racesc niciodata? Pentru ca imi mentin corpul curat inauntru.Iau vitamine,minerale,ierburi,etc care imi hranesc corpul si mi-l mentin curat.Acum stiti si dvs secretul meu! Aveti grija de corpul dvs adica hraniti-l corect cu suplimente si detoxificati-l des si nu veti mai raci niciodata!

MINCIUNA LOR:

�Daca te vaccinezi,n-o sa mai racesti�

ADEVARUL MEU:

�Daca te vaccinezi,boala,suferinta si moartea iti garantezi�

MINCIUNA LOR:

�Vaccinurile au eliminat multe boli�

ADEVARUL MEU:

�Vaccinurile NU au eliminat nicio boala�

ADEVARUL MEU:

�Vaccinurile creeaza boli�

MINCIUNA LOR:

�Pastilele iti ajuta sanatatea daca esti bolnav�

ADEVARUL MEU:

�Pastilele creaza iluzia ca esti mai sanatos pentru ca te simti mai bine dar de fapt corpul tau este mai bolnav ca inainte sa iei pastile�

ADEVARUL MEU:

�Pastilele sunt OTRAVA si n-o sa te vindece NICIODATA de NICIO boala�

ADEVARUL MEU:

�Pastilele iti tratateaza doar simptomele�

MINCIUNA LOR:

�Bolile vin din afara organismului�

ADEVARUL MEU:

�Bolile vin dinauntrul organismului si sunt create de organism�

Ce este de fapt boala? Cand organismului dvs ii lipseste anumite vitamine,minerale, etc atunci organismul se imbolnaveste sau creaza �boala� ca sa ne zica ca ceva nu este in regula.De asemenea,cand organismul are prea multe toxine,creeaza �boala� ca sa elimine toxinele in plus si sa se intoarca la normal.Raceala este exemplul perfect de �detoxificare de urgenta� a organismului.Daca corpul nu ar fi creat boala,toti am fi murit instantaneu.Corpul este foarte

complex si foarte inteligent si cand ceva nu este in
regula cu el,corpul nu moare imediat,corpul �se
imbolnaveste� adica ne zice ca ceva nu este in regula.


ADEVARUL MEU:

�Toate bolile sunt cauzate de excesuri si deficiente�


MINCIUNA LOR:

�Anumiti oameni sau anumite remedii pot sa te vindece
de o anumita boala�


ADEVARUL MEU:

�Nici un om si nici un remediu nu poate sa te vindece
de nicio boala�


Care este leacul la toate bolile? Sau ce poate vindeca
corpul de toate bolile?


ADEVARUL MEU:

�Numai corpul poate vindeca toate bolile�


ADEVARUL MEU:

�Corpul se vindeca singur tot timpul literalmente
adica non-stop�

ADEVARUL MEU:

�Corpul se curata si se repara tot timpul singur�


Ca sa va vindecati de orice boala,trebuie sa-i dati
corpului ce-i trebuie.De exemplu:daca aveti prea mult
stres in viata dvs si sunteti bolnav,eliminati stresul
si va veti vindeca.Daca aveti lipsa de anumite
vitamine,minerale,etc in dieta dvs si sunteti
bolnav,da-tii corpului nutritia corecta si va veti
vindeca.Daca stiti ce trebuie sa-i dati
corpului,felicitari! Daca nu stiti,consultati-va cu un
doctor naturist si o sa va spuna el sau ea ce-i
lipseste corpului dvs sau daca doriti sa folositi cel
mai bun program de nutritie din lume pe care eu il
folosesc de peste 25 de ani, contactati-ma pe mine!
Daca aveti intrebari,comentarii sau sugestii despre
cartea mea, ma puteti contacta aici:


Tony Davis Actor Scriitor Profesor Magician Afacerist
Consilier Explorator Mobil/Whatsapp:0773-986-899


E-mail:sicabulex@gmail.comSkype:
happinesstutorwww.facebook.com/tonydavisconstanta


Va multumesc ca ati citit cartea mea,sper ca v-a ajutat
si va urez numai sanatate si fericire!


TRAIASCA ROMANIA LIBERA, UNITA, SANATOASA, BOGATA,
EDUCATA, IUBITA SI FERICITA!

9 781717 079084